BAINS MÉDICINAUX

DE PROSPER, Chimiste,

Ci – devant Directeur des mêmes Bains à l'Hôpital Saint–Louis,

Et actuellement rue du faubourg Saint–Honoré,
n°. 30, près celle Royale, hôtel du Retiro.

______

1817,

A Monsieur le Docteur

Médecin

rue   *n°.*

A PARIS.

BAINS
MEDICINAUX

DE PROSPER, Chimiste,

Ci-devant Directeur des mêmes Bains à l'Hôpital Saint-Louis,

Et actuellement rue du faubourg Saint-Honoré, n°. 30, près celle Royale, hôtel du Retiro.

Si la *santé* est le premier des biens, la *médecine* est le premier des arts.

WOILLEMIER.

Long-temps on se trouva si bien à Rome de l'usage des Bains, qu'au témoignage de PLINE (Lib. 11. ch. 1.), on n'y connut point d'autre médecine pendant 600 ans.

PRIX : DEUX FRANCS.

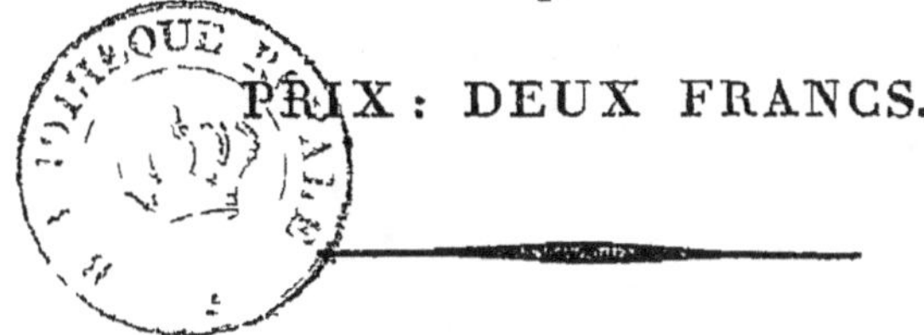

SE TROUVE A PARIS,

A L'ETABLISSEMENT ;

Et chez
- MÉQUIGNON-MARVIS, Libraire, rue de l'Ecole-de-Médecine, n°. 9;
- DELAUNAY, Libraire, Palais-Royal, Galeries de bois, n°s. 243 et 244;
- LOISEAU, Libraire, rue St.-Marc, n°. 10, passage du Panorama.

1817.

DE L'IMPRIMERIE DE A. BOBÉE,
rue de la Tabletterie, n°. 9.

BAINS MÉDICINAUX

DE PROSPER.

Aprés avoir administré, avec autant de zèle que d'assiduité, les bains et fumigations de toutes espèces, dans l'*hôpital Saint-Louis, à Paris*, je ne pouvais rien faire de plus utile pour la société, que de lui offrir un établissement semblable, pour le traitement des maladies chroniques ainsi que pour les bains de santé.

On sait que l'hôpital Saint-Louis est destiné à la guérison des *dartres, couperoses, scrophules, gales*, et autres *affections cutanées lymphatiques*, souvent très-compliquées, etc.

Ce fut dans ce séjour de douleur que j'acquis une expérience pratique sur la composition et l'administration des *bains-douches* et *fumigations*, et sur la manière dont ces bains opèrent sur les divers tempéramens. Cette expérience m'a rendu encore plus circonspect et plus attentif pour les malades. Elle m'a aussi fourni la preuve qu'il est très-essentiel qu'avant et pendant les traitemens par bains et fumigations, il fallait, comme pour les autres moyens, *requérir les conseils d'un médecin éclairé*, afin de ne pas nuire à sa santé, au lieu de la réparer.

Il existe des conditions qu'il est important de con-

naître, et qu'un directeur de bains doit savoir appré-
cier. *MM. les médecins, dont la prudence éclairée
veille constamment à la sécurité de leurs malades,
savent combien il serait dangereux de s'en rapporter
aux soins de gens sans expérience !*

La maison que j'occupe, placée dans le quartier le
plus salubre de la capitale, se trouve entre les *Champs-
Elysées* et les *boulevards;* ce qui procure aux abonnés
des *promenades fort agréables et très-variées.*

L'EAU que j'emploie fut aussi l'objet de mon attention. Celle de la Seine serait la meilleure, si elle n'était
chargée de substances *muqueuses putrescentes,* qu'elle
tient en dissolution, et qui y sont produites par l'im-
mense quantité des égoûts souterrains et des ruisseaux.
Les grandes pluies, les dégels, la fonte des neiges sont
encore des obstacles qui s'opposent à sa pureté. L'eau
de l'Ourcq m'a paru trop dure ; le savon ne peut s'y
dissoudre : celle de puits, qui contient des sels de
plâtre (carbonate calcaire), est aussi presque toujours
gâtée par quelques infiltrations souterraines.

Afin de remédier à tous ces inconvéniens, j'ai pris des
arrangemens avec le propriétaire de l'établissement *des
Eaux de la Seine clarifiées, dépurées par les filtres-
charbon , breveté d'invention ,* quai des Célestins,
n°. 24, sur le compte duquel l'autorité médicale a rendu
authentiquement le rapport, dont extrait.

*L'eau clarifiée et dépurée est d'une extrême lim-
pidité.... et d'après les différentes expériences compa-
ratives que nous avons faites, nous avons reconnu*

qu'elle était dépouillée complètement des substances muqueuses putrescentes que l'eau de rivière tient en dissolution..... qu'elle était plus pure et plus salubre que l'eau puisée dans la rivière..... qu'elle n'avait plus cette saveur marécageuse si remarquable, surtout pendant les chaleurs et les sécheresses de l'été..... Sous le rapport de la salubrité publique, cet établissement mérite donc d'être accueilli et encouragé d'une manière distinguée ; car, après l'air, l'eau est une des substances les plus nécessaires dont on peut le moins se passer, et qui influe le plus sur la santé et la longévité.

Ainsi, sous tous les points de vue, et surtout relativement à la salubrité publique, il nous paraît mériter l'approbation de l'École de médecine, et être digne de la protection du gouvernement (1).

Signé Thouret,

directeur de l'Ecole. Séance du 3 juillet 1807.

L'eau clarifiée a l'avantage de ne pas être dure ; on peut la rendre onctueuse, en y dissolvant quelques savons ou pâte d'amande, etc.

Les *bains simples d'eau de la Seine clarifiée et*

---

(1) M. Fabré-Palaprat, docteur en médecine, a fait au nom d'une commission dont il est membre, un Rapport à l'Athénée des Sciences, Belles-Lettres et Arts de Paris, sur l'établissement des *Eaux clarifiées et dépurées de* M. Happey. Ce rapport, avec sa gravure, se trouve dans toutes les salles de bains.

dépurée, étant ceux qui se prennent le plus souvent par toutes les personnes, et encore parce qu'ils forment *la base des bains composés*, ce sera par eux que je commencerai une petite notice sur la vertu et les effets de tous les bains que l'on administre dans mon établissement.

Extrait du Dictionnaire des Sciences médicales, article BAIN.

« Les effets des *bains* d'eau chaude sont un senti-
» ment de bien être, une chaleur douce et agréable, à
» l'extérieur du corps, qui se trouve ainsi jouir d'une
» chaleur égale à celle des parties internes; la peau
» semble s'y étendre et s'y ramollir; l'épiderme en est
» détachée et vient nager à la surface du liquide.

» Si le bain est à la chaleur du sang, le pouls con-
» serve, par minute, le nombre de pulsations qu'il
» avait avant le bain

» Le jeune homme ardent, la femme nerveuse s'y
» trouvent calmés.

» Le sentiment de bien être qu'on y goûte, on le res-
» sent encore le reste de la journée; on est délassé, ra-
» fraîchi; on se trouve, sinon plus fort, du moins plus
» agile, et en général toutes les fonctions s'exercent avec
» plus d'aisance ». — La chaleur du bain doit être de
26 à 30 degrés du thermomètre de Réaumur, et la
durée d'une demi-heure à une heure. Il ne faut jamais
se laisser réfroidir dans le bain, ni se laisser aller au
sommeil.

DES BAINS D'EAU COMPOSÉS.

Les *bains d'eaux minérales*, ce présent de la nature, est envisagé par la médecine comme un moyen très-efficace de guérison, dans un très-grand nombre de maladies.

Aujourd'hui, l'art rivalise avec la nature, et Paris offre des bains et des douches d'eau minérale, aussi bons et meilleurs même que ceux qu'on irait prendre à grands frais à ces sources lointaines.

Les lumières que la chimie moderne a répandues sur cette partie intéressante de l'art de guérir, et une longue suite d'expérience, a permis non-seulement d'arriver à l'imitation exacte de toutes les eaux minérales, dont l'analyse est bien connue, et même encore d'augmenter leurs vertus pour certaines maladies opiniatres.

Les *eaux de Barèges* étant celles qui paraissent avoir mérité plus particulièrement l'attention des praticiens, je vais dire un mot de leurs propriétés médicinales, extrait de l'article EAUX MINÉRALES , donné par M. le docteur ALIBERT, *médecin consultant du Roi et de l'hôpital Saint-Louis*, pour le Dictionnaire des Sciences médicales, t. XI, p 27.

Eaux hydro-sulfurées thermales, dégageant du gaz hydrogene par les acides, et précipitant en meme tems du souffre.

» Ces eaux produisent une excitation marquée dans » toute l'organisation, et déterminent spécialement des

» mouvemens critiques du centre à la circonférence.
» Cette action particulière des bains de Barèges sur le
» système dermoïde , les a fait préconiser contre les
» maladies cutanées , et on en a retiré de grands avan-
» tages. On les a aussi administrés contre les maladies
» vénériennes , les affections catharrales chroniques ,
» l'asthme humide, les congestions lymphatiques, les
» scrophules , les maladies laiteuses, les suppressions
» menstruelles , les engorgemens du vagin et de l'uté-
» rus.... les engorgemens des viscères abdominaux, les
» rétractions des muscles, des tendons, des ligamens....
» elles cicatrisent les anciens ulcères, les plaies d'armes
» à feu , etc.

» .... C'est surtout dans les blessures anciennes,
» dans les douleurs rhumatismales , dans les dépôts
» lymphatiques qu'elles produisent des effets miracu-
» leux ».

Je donne , outre les bains sulfureux, ceux des eaux
salines ferrugineuses et oléagineuses. Ces derniers sont
connus sous le nom de *bains de tripes*, et des bains
faits avec les décoctions ou infusions des diverses substances dont la médecine requiert l'emploi.

DES BAINS DE VAPEURS AQUEUSES,

produites par l'eau, au moyen de la distillation.

Dans mon établissement, comme dans l'hôpital Saint-Louis, j'ai toujours observé que l'usage de ces bains était suivi du plus grand succès.

La vapeur qui sort de l'appareil distillatoire, passe à travers d'un récipient à claire-voie, qui contient les substances appropriées à la maladie que l'on veut guérir. Ces substances peuvent être *émollientes, aromatiques, sulfureuses, acidules, alcoholiques,* etc.; la vapeur se charge très-bien de leurs principes.

J'ai en outre fait disposer un jet particulier de cette vapeur, à l'aide duquel je donne des *douches locales* de vapeur simple ou composée. Ce moyen *aide très-bien* *l'effet des frictions et des onctions* faites avec l'huile douce parfumée, avec les cérats soufrés ou mercuriels, etc. etc.

C'est encore à l'aide de cette même vapeur aqueuse, que l'on peut suppléer, dans certain cas, à l'usage des poêles et du fourneau, pour l'application des fumigations de soufle et de mercure, que l'on voudrait en même tems rendre humide. Ce moyen, qui est de mon invention, a reçu l'approbation des médecins, qui en font un usage très-fréquent dans un très grand nombre d'affections.

Il y a aussi une salle pour le bain de vapeur humide, imité des Russes, comme à l'hôpital Saint-Louis, pour une personne.

MM. les docteurs *Alibert* et *Biett* viennent de faire, à l'hôpital Saint-Louis, des expériences nouvelles qui constatent l'efficacité des procédés fumigatoires que j'ai adoptés pour mon établissement. (*Voyez les nouveaux Elémens de Thérapeutique*, et *de Thérapeutique et de Matière médicale*).

Je vais, d'après une autorité respectable , retracer ici quelques-uns des avantages que l'on peut tirer des *bains de vapeurs aqueuses*, Dictionnaire des Sciences médicales, article BAIN, par MM. les docteurs *Hallé, Nysten* et *Guilbert*, médecins.

« . . . . . On peut recourir avec avantage au bain de
» vapeurs , dans les douleurs rhumatismales et sciati-
» ques, dans les roideurs des articulations, dans les
» douleurs vagues qu'éprouvent les femmes à la suite
» des couches, et qu'on attribue à la déviation du lait.

» En Russie, les femmes prennent les bains de va-
» peurs peu de tems après l'accouchement, et se trou-
» vent très-bien de cette pratique. Le docteur *Sanchez*
» assure qu'elles préviennent par là une foule d'incom-
» modités que les couches occasionnent. Cette observa-
» tion a été confirmée , dans ces derniers tems, par
» M. le docteur *Chaussier*, médecin de l'hospice de la
» Maternité, qui les emploie souvent avec succès dans
» le *péritonite puerpérale*, et diverses autres maladies
» qui surviennent pendant les couches, et à leur suite,
» et qui dépendent essentiellement du défaut de l'exha-
» lation cutanée, telles que des douleurs intestinales,
„ des diarrhées séreuses, l'oppression, la dyspnée, etc.

» Les bains de vapeurs sont très-avantageux dans la

» *gale*, les *dartres*, et autres *maladies cutanées* invé-
» térées. On les emploie souvent avec succès, en admi-
» nistrant de concert les autres moyens.

» Les *affections syphilitiques* anciennes, sont souvent
» accompagnées d'éruption, de douleurs ostéocopes ;
» ces maladies prennent assez souvent en Russie, dans
» leur dégénérescence, la forme du scorbut ; elles gué-
» rissent parfaitement, au rapport de *Sanchez*, au
» moyen des bains de vapeurs et des mercuriaux qu'on
» fait prendre à la sortie du bain.

» La *maladie vénérienne* se masque aussi quelque-
» fois sous la forme de gonflement et de douleurs arthri-
» tiques.

» Cette maladie, que *Timoni* appelle *goutte véro-*
» *lique*, a été traitée avec succès chez les Orientaux,
» par ce médecin, au moyen des bains de vapeurs, et
» de quelques préparations mercurielles.

» Dans la *goutte* elle-même, les bains de vapeurs ont
» été très-avantageux. Le savant Suédois *Sparrmann*
» les a employés avec succès contre cette maladie, au
» Cap de Bonne-Espérance. *Marcard* rapporte avoir
» vu nombre de cas où la goutte s'était jetée avec une
» telle violence dans les genoux et les articulations des
» bras, qu'il en serait, dit-il, résulté ankilose, si cet
» accident n'eût été prévenu par l'usage des bains de
» vapeurs.

» Ces bains ont quelquefois fait cesser les symptômes
» d'une irritation intérieure, semblable à ceux de
» la phthisie, et qui, sans doute, ne dépendaient que de
» l'état de *sécheresse de la peau*. En voici un exem-

»-ple, qui a été communiqué à *Marcard*, par *Donal-*
» *Monro*. Une jeune dame était dans un état de phthi-
» sie, avec toux et expectoration purulente. *Monro*
» découvrit, après un certain tems, que la malade ne
» transpirait pas bien, et que sa peau était sèche comme
» du parchemin. Cela lui fit penser que sa maladie
»-pouvoit bien être la suite d'une transpiration suppri-
» mée. Il conseilla, en conséquence, un bain de va-
» peurs générales. Ce remède rendit à la peau toute sa
» souplesse, et la malade se rétablit entièrement.

» Il est hors de doute que les bains de vapeurs sont
» trop négligés dans nos climats, et que dans beaucoup
» de circonstances où l'on emploie des remèdes internes
» pour provoquer la transpiration, il serait préférable
» d'avoir recours aux bains de vapeurs ».

L'article ci-dessus a été imprimé en 1812. Depuis ce tems, les appareils de bains ont été perfectionnés par les soins obligeans de M. *Darcet*, et par les nôtres, d'après la sollicitude de M. le chevalier *Péligot*, administrateur des hôpitaux, dont les connaissances égalent l'ardeur du zèle qu'il met au soulagement des indigens.

Nous en avons aussi rendu l'usage facile, en les établis-sant à des prix très-modérés, et peut-être mieux encore en les administrant avec autant de prudence que de dis-cernement. Depuis ce tems, je puis assurer que la mé-decine de Paris en fait un usage très-étendu, mais tou-jours comme auxiliaire des autres moyens.

L'on sait que ce fut moi qui obtint un jugement du tri-bunal de première instance de Paris, le 22 juin 1816, contre un prétendu brevet d'invention, pris injustement pour les bains de vapeurs sulfureuses et fumigations, et qui se trouvait être entre les mains du sieur Galès.

DES FUMIGATIONS.

« Les anciens faisaient un fréquent usage des fumiga-
» tions. HIPPOCRATE employait pour les fumigations
» l'eau, le soufre, le nître, l'hysope, le safran, les
» feuilles de myrte, les semences et les feuilles de lau-
» rier, d'armoise, les pétales des roses rouges, les se-
» mences d'anis et de coriande, le styrax, l'encens, le
» vin, le vinaigre, le castoréum, etc.

» Les médecins modernes, outre qu'ils se sont servi
» des substances dont se servait Hippocrate, ont encore
» employé le succin, le benjoin, le camphre, les clous
» de gérofle, le mercure, et ses préparations avec le
» soufre ».

Ch. Lalouette, médecin, traita long tems et avec succès, les affections vénériennes chroniques, par les fumigations de cinabre. Ce moyen est encore journel- lement employé dans mes appareils, sur la demande des premiers maîtres en l'art de guérir, et le succès le plus complet a toujours suivi leur emploi.

« Des fumigations existantes, dirigées sur certain *en-*
» *gorgement œdémateux* ou autres, sans phénomènes
» inflammatoires, en ranimant l'action des vaisseaux ex-
» halans et absorbans de la partie, deviennent résolu-
» tives. On peut obtenir cet effet, à l'aide des fumiga-
» tions acétiques, alcoholiques, de celle que l'on dégage
» de la combustion du succin de quelques résines, etc.

» Des *fumigations existantes* dirigées sur toute l'ha-

» bitude du corps, excepté la tête, deviennent, en
» provoquant des sueurs abondantes, un moyen effi-
» cace dans plusieurs affections. De là, sans doute, les
» avantages qu'on retire de leur usage dans les *nivral-*
» *gies* et les *douleurs rhumastimales chroniques*; ces
» fumigations doivent être fournies par les *vapeurs sul-*
» *fureuses* ».

En effet, elles ont toujours été employées avec succès, depuis que les appareils fumigatoires ont été perfectionnés, dans l'hôpital Saint-Louis, par les savans
conseils de l'ingénieux Darcet; et depuis que j'ai intro-
duit un jet de vapeur humide dans ces appareils fumigatoires, ils présentent la facilité d'y traiter un plus
grand nombre d'affections diverses.

C'est surtout dans la curation des *dartres humides,*
des *taches épathiques*, des *pustules vénériennes*, des
gales confluentes, des *ulceres séreux*, que les avantages des *fumigations sulfureuses sèches* ont été re-
connues par de nombreuses observations authentiques,
faites dans l'hôpital Saint-Louis, pendant tout le tems
que j'ai eu la direction des divers bains de cette maison.

Les appareils pour administrer les bains de vapeurs
et les fumigations, sont d'une si grande utilité, soit
pour l'application des remèdes à l'état de vapeur, soit
pour faire agir la chaleur sur le corps de l'homme,
qu'il est à desirer que l'on trouve de ces appareils dans
toutes les pharmacies des villes et des campagnes, et
même chez les officiers de santé, où il ne se trouve pas
de pharmaciens.

Je fais aux établissemens militaires, civils et mariti-

mes, une remise de 10 pour 100, ainsi qu'aux établissemens de bienfaisance.

Les fumigations sulfureuses, mercurielles et autres,
et les bains de vapeurs ont, à diverses époques, fixé
l'attention des praticiens ; et si quelquefois ils ont été
infructueux ou nuisibles, il ne faut l'attribuer qu'à l'i-
gnorance des entrepreneurs de bains, qui, n'ayant pas
l'habitude ni les connaissances nécessaires, ne devraient
pas s'en occuper.

De pareils remèdes méritent cependant beaucoup
d'attention, et je verrais à regret que, faute de les y
apporter, on ferait tomber dans l'oubli un des plus
puissans moyens de thérapeutique et d'hygienne.

Dans mon établissement, les fumigations et les bains
de vapeurs sont donnés avec connaissance de cause, et
toujours après m'être identifié avec les indications données par le médecin de celui qui les reçoit. Je me com-
porte, à cet égard, d'une manière analogue aux saisons, au tempérament, et à l'âge de celui qui y est
soumis. Tout ce qui se passe est observé avec une attention exacte, et cela ne peut être que le résultat de l'expérience.

*Les personnes à qui l'on prescrit l'usage des bains
d'eaux minérales, les douches, les fumigations et les
bains de vapeurs, se forment quelquefois des idées
fort étranges de ce qu'est la chose même. Je crois
à propos de les prévenir que les dispositions données
à chacun de ces divers bains, sont telles que les personnes les plus délicates peuvent en faire usage, avec
l'aisance et la sécurité la plus parfaite.*

Je crois que je suis celui qui a administré le plus
de fumigations et de bains de vapeurs : je l'ai toujours
fait avec un succès constant ; et *c'est aux honorables
conseils des plus célèbres praticiens, que je suis re-
devable de cet avantage.* Il serait sans doute fastidieux
de donner ici les noms de ces messieurs. Cependant,
quel tribut de reconnaissance ne dois-je pas payer ici à
M. le docteur *Marc,* médecin de Mgr. le duc d'Orléans,
qui joint à une habileté particulière pour la pratique de
son art, les notions les plus étendues sur les applica-
tions de la chimie à tous les objets d'hygienne publique ?

Je dois les mêmes éloges à M. le chevalier *Cadet de
Gassicourt,* dans la famille duquel la gloire des sciences
chimiques et pharmaceutiques est, pour ainsi dire, hé-
réditaire. Ce savant philantrope a été chargé de visiter
mon établissement, au nom du conseil de salubrité,
dont il est membre, et son suffrage est la plus douce ré-
compense de mes travaux.

Je dois encore ma reconnaissance à M. le docteur
Fournier, médecin, l'un des savans collaborateurs du
Dictionnaire des Sciences médicales, qui, dans son article GALE, t. XVII, p. 244, a bien voulu faire une
mention honorable de mon établissement, et de mon
exactitude à remplir les fonctions de mon état.

M. le docteur *Nysten,* médecin de l'hospice des En-
fans, a eu aussi l'extrême bonté de rappeler mon indus-
trie à ses illustres confrères. (Dictionnaire des Sciences
médicales).

DE LA PENSION.

Les personnes qui , afin de suivre leur traitement avec plus d'assiduité, désirent loger dans l'établissement même, ou pour ne pas s'exposer au contact de l'air, après le bain, peuvent y prendre une ou plusieurs chambres meublées.

On peut également y être nourri, soit dans sa chambre, ou prendre place à une table à laquelle se rassemblent les pensionnaires.

Chacun se choisit le médecin qui lui convient. Les pensionnaires sont admis en toute saison. Les prix, par quinzaine, sont de 60 fr. pour la nourriture, et de 20 à 30 fr. pour le logement.

DES ENVOIS.

On trouve de mes appareils pour les bains de vapeurs et les fumigations, chez les pharmaciens, dans un grand nombre de villes et de bourgs, dans les départemens et à l'étranger. Le prix d'un appareil est de 250 fr. pris à Paris, y compris l'emballage et la remise à la diligence ou au roulage. Le poids de cet envoi est de 90 à 100 kylogrammes.

Chaque envoi est accompagné d'une instruction *très-détaillée et très-étendue* sur l'édification des appareils, la manière d'en faire usage , et les attentions que l'on doit avoir, les doses de chaque chose que l'on peut employer, la manière de l'employer, etc. etc.

J'apprends tous les jours que les appareils que j'ai expédiés , ont été employés avec succès.

Je fais des envois d'ustensiles nécessaires, pour établir chez soi des douches à l'arrosoir, au piston et autres.

Les personnes qui désirent prendre chez elles des
bains de Barèges et des douches, trouveront chez moi
les préparations convenables qui sont contenues dans
des bouteilles, qui leur seront expédiées tout embal-
lées. Le prix est de 3 fr. par bain, y compris l'emballage.

Je me charge de faire établir toutes espèces de bains
chez les personnes qui ne pourraient les venir prendre
à l'établissement.

Il y a, dans l'établissement, un dépôt des eaux minérales naturelles et factices, pour boisson ou bain.

COMPTES

*Faits pour les abonnemens, pour tous bains, douches
et fumigations, avec ou sans linge, et avec lit.*

BAINS *de vapeurs ou fumigations,* avec le linge
complet et lit, pour dix cachets 45 fr., pour cinq cachets 23 fr. 50 c., pour un cachet, 5 fr.

Les mêmes, avec le linge complet, dix cachets pour
35 fr., cinq cachets pour 18 fr. 50 c., un cachet pour
4 fr.

Les mêmes, sans linge ni lit, dix cachets pour 20 fr.,
cinq cachets pour 11 fr., un cachet pour 2 fr. 50 c.

BAINS *d'eau hydro-sulfureuse de Barèges,* avec le
linge complet et lit, pour dix cachets 50 fr., pour cinq
cachets 26 fr., pour un cachet 5 fr. 50 c.

(17)

Les mêmes, avec le linge complet, dix cachets pour 40 fr., cinq cachets pour 21 fr., un cachet pour 4 fr. 5o c.

Les mêmes, sans linge, dix cachets pour 35 fr., cinq cachets pour 18 fr., un cachet pour 4 fr.

Pour les Douches prises avec les bains, on ajoute 1 fr. de plus par cachet ci-dessus.

~~~~~~~~~~~~~~~~~~

Bains *d'eau de la Seine clarifiée et dépurée*, avec le linge complet, dix cachets pour 27 fr., cinq cachets pour 14 fr., un cachet pour 3 fr.

Les mêmes, sans linge, dix cachets pour 18 fr., cinq cachets pour 9 fr. 5o c., un cachet pour 2 fr.

On fournit tous les objets de parfumerie, de restaurant et de café que l'on peut désirer, et au même prix.

~~~~~~~~~~~~~~~~~~

Nota. Le service des bains est laissé à la discrétion du public, et se paye dans la proportion des soins qu'on exige.

La douche ordinaire est d'un quart d'heure : quand on la désire plus prolongée, on la paye en raison de sa durée.

Le bain d'eau minérale, avec ou sans douche, est d'une heure; passé ce tems, on paye moitié en sus par heure : ce réglement n'a lieu que jusqu'à l'heure de midi, et en été seulement, vu l'affluence des malades.

L'on trouve le propriétaire à l'établissement, depuis le matin jusqu'à sept heures du soir.

Il n'est pas nécessaire de prévenir d'avance; tous les bains sont pris tous les jours et en toutes saisons : ils sont ouverts depuis cinq heures du matin jusqu'à neuf du soir; on peut encore entrer à neuf heures, pour en sortir à dix.

Les personnes très-occupées peuvent choisir cette

dernière heure pour aller se coucher après le bain. Cela est d'un très-grand avantage ; mais il faut qu'il y ait quatre heures entre le dernier repas et le bain.

Les cachets pris pour une sorte de bain , peuvent servir également pour les autres bains, sauf à compter du plus ou du moins.

Les bains locaux, comme pédiluves , manuluves , les bains de fauteuil se payent moitié du prix des bains en‑tiers.

NOMENCLATURE

Des bains sous forme de vapeur.	*Des bains sous forme li‑quide.*
Bain de vapeur aqueuse simple.	Bain d'eau sulfureuse.
Id. *Id.* sulfureuse.	*Id.* *Id.* alcaline.
Id. *Id.* émolliente.	*Id.* *Id.* de Barèges.
Id. *Id.* alcoolique cam‑phrée.	*Id.* *Id.* ferrugineuse.
Id. *Id.* acétique sim‑ple.	*Id.* *Id.* de Plombière.
Id. *Id.* acétique aro‑matisée.	*Id.* *Id.* émolliente par décoction des végétaux.
Id. *sèche* sulfureuse.	‑*Id.* *Id.* gélatineuse et olléagineuse animale , dit de bain de tripes.
Id. *Id.* mercurielle.	
Id. *Id.* nitrique.	
Id. *Id.* de nitrate de mercure.	*Id.* *Id.* de la Seine cla‑rifiée et dé‑purée par les filtres char‑bon.
Id. *Id.* d'acide de mer‑cure ou de cinabre.	
Id. *Id.* aromatique.	Douches des mêmes eaux que ci‑dessus, ayant dif‑férentes directions.

Et tous les bains simples ou composés qui seraient de‑mandés par MM. les médecins.